Los Aceites Esenciales Guía Rápida:

En un Presupuesto

Ashley Quiroz

ISBN-13: 978-1717026200
ISBN-10: 1717026206

DEDICACIÓN

Para mamá como yo, que quiere calidad a un precio excelente.

CONTENIDO

CADA DÍA
ACEITES ESENCIALES
MENOR DE $ 21
Y
CÓMO VIVIR LOS PROGRAMAS
DE RECOMPENSAS.

¿CUÁLES SON ACEITES ESENCIALES?

Los aceites esenciales son las propiedades de regeneración, oxigenación y defensa inmune de las plantas. Los aceites esenciales son tan pequeños en tamaño molecular que pueden penetrar rápidamente la piel y las paredes celulares. De hecho, los aceites esenciales pueden afectar cada célula del cuerpo en 20 minutos y luego metabolizarse como otros nutrientes. Compartimos la mayoría de nuestro DNA con plantas, ¡para que nuestros cuerpos utilicen fácilmente esos beneficios! Los aceites esenciales promueven la salud emocional, física y espiritual. No existe un estándar para aceites esenciales establecido por ninguna agencia gubernamental en América del Norte. Así que etiquetar el fraude es desenfrenado. Para estar seguro de que está obteniendo aceites de grado terapéutico, necesita conocer a su productor, destilador, envasador y distribuidor porque en cualquier punto de esta cadena de suministro, los aceites pueden verse comprometidos. Hay una diferencia en calidad.

Aplicando Aceites Esenciales.

Aromáticamente: olerlas de la botella, sus manos o un difusor tiene un profundo impacto emocional, así como beneficios físicos. Mejora el estado de ánimo, refresca el aire, estimula el cerebro, oxigena y equilibra.

Tópicamente: Aplique a áreas de preocupación, por ejemplo, el cuello, la planta de los pies o los puntos de pulso. Asegúrese de diluir con un aceite graso portador para pieles sensibles o con aceites picantes y calientes como **oregano, cinnamon, clove and lemongrass.** Puede agregarlos a sales de baño y lociones para el cuidado corporal con bricolaje. Agregue al agua para rociar en la habitación o incluso mezcle para hacer sus propios Roll-Ons.

 Internamente: muchos aceites están etiquetados para el consumo interno, muchos aceites que se pueden encontrar en las tiendas de comestibles tienen la etiqueta "No ingerir". Asegúrese de que sean seguros para uso interno antes de ingerirlos. Beba cítricos o menta en agua en vidrio, acero inoxidable o cerámica solamente. Coloque una gota sobre o debajo de la lengua, haga gárgaras con agua o frótelo en el paladar. Ponga gotas en una cápsula vegetal vacía y diluya, si lo desea.

Aceites esenciales para niños

Aromáticamente: hágalo de la botella, dependiendo de cuán coordinado esté su hijo, una gota en la palma e inhale. ¡La difusión funciona muy bien para los niños!

Tópicamente: aplíquelo a áreas de preocupación, cuello, fondo de pies o puntos de pulso. Diluya con un aceite graso portador para la piel sensible. Con aceites picantes y calientes, orégano, canela y limoncillo diluyen 20 partes de aceite de portador EO / 80 partes y se aplican a los pies.

Internamente: las madres les han dado a sus hijos aceites esenciales internamente y han tenido éxito. El libro, Gentle Babies de Debra Raybern, es un gran libro para obtener más información sobre cómo usar aceites de manera segura en bebés, niños y madres embarazadas.

Renuncia

Soy una mamá que usa aceites esenciales para mi familia, no soy médico ni proveedor médico. Estas son cosas que he hecho para cuidar a mi propia familia. Por favor, consulte con su médico sobre cualquier preocupación de salud que pueda tener. Le recomiendo que investigue y tome una decisión informada con la que se sienta cómodo.

Menos realmente es más.

Los aceites esenciales son extractos de plantas altamente concentrados. ¡Un poco vale mucho! Dicho eso, no te dejes engañar. Si obtienes tus aceites de una compañía legítima y honesta, un frasco pequeño de 5 o 10 ml es muy potente y probablemente sea suficiente para durarte muchos meses con el uso frecuente. La idea de "si un poco es bueno, mucho es mejor" no siempre es correcto. Comience bajo y vaya despacio. En la mayoría de los casos, 1-2 gotas son adecuadas y el uso de más puede desperdiciar el producto. Dependiendo de la OE, puede aumentar gradualmente hasta 3-4 usos por día si así lo desea.

Guía de referencia de aceites esenciales

Existen muchos aceites esenciales poderosos, para descubrir todo sobre ellos, sugiero una Guía de referencia de aceites esenciales. Puede encontrarlos en línea en Life Science Publishing. Este pequeño libro es solo una guía rápida para nosotros con un presupuesto.

<u>Soporte de recuperación de adicciones:</u>

Nota: Solo sé lo que me ayudó, escoja un aceite que se parezca más a su adicción. Si es una ventaja superior con aceites que te elevan, si es una decepción, entonces ve con los que te traen calma. Siempre tenga algún tipo de grupo de apoyo si está luchando para recuperarse de la adicción, esta es una batalla difícil de superar, ¡no vaya solo! Además, no dude en consultar con un profesional capacitado

Solo: Black Pepper , Cedarwood, Clove , Fennel , Lemongrass , Orange , Peppermint , Tangerine , Wintergreen.

Para adultos: Una gota en la mano, inhala profundamente y exhala cualquiera de estos aceites. En este caso, estás buscando alivio inmediato y cambiando la forma en que tu cerebro reacciona ante la estimulación. La inhalación y la meditación son las mejores.

Para niños: Cualquier aceite de arriba, diluido 50/50, en la parte inferior de los pies, masajee el área del cuello / espalda. Además, puede difundir cualquiera de los aceites enumerados en la habitación de su hijo.

<u>**Defensa interna:**</u>

Solo: Clove, Lemon, Oregano, Spearmint, Tangerine, Eucalyptus Blue.

Para adultos: Una gota en la mano, inhala profundamente y exhala cualquiera de estos aceites. El clavo de olor, el limón, el orégano, la menta verde y la mandarina se pueden encontrar como aceites de vitalidad y funcionan bien ingeridos. Difunda cualquiera de estos aceites, lo mejor cuando puede relajarse cerca.

Para niños: Cualquier aceite arriba, diluido 50/50, en la base de los pies. El orégano es un aceite caliente que se usa en el fondo de los pies y se diluye en 20/80. Difunde los aceites en la habitación del niño.

<u>**Apoyo óseo, articular y muscular:**</u>

Solo : Basil, Black Pepper, Clove, Eucalyptus Globulus, Ginger, Lemongrass, Marjoram, Nutmeg, Peppermint, Pine, Rosemary, Wintergreen.

Para adultos: Se recomienda el uso local y tópico para aliviar cualquier incomodidad. Para uso preventivo: albahaca, pimienta negra, clavo de olor, jengibre y limoncillo son todos excelentes aceites para el consumo interno y se pueden encontrar como un aceite de vitalidad.

Para niños: Cualquier aceite arriba, diluido 50/50, en la planta de los pies. Mi ir es wintergreen y clove de olor en aceite de coco, aplicar en el sitio.

<u>**Lactancia materna: aumento de la producción de leche:**</u>

Solo : Celery Seed, Fennel, Basil.

Use cualquiera de estos con un aceite portador en el pecho (no en el pezón) después de alimentarlo para estimular el flujo de leche. La vitalidad de hinojo en una cucharadita de miel también funciona muy bien.

<u>**Soporte digestivo:**</u>

Solo : Black Pepper, Celery Seed, Citronella, Clove, Dill, Eucalyptus Radiata, Fennel, Ginger, Grapefruit, Lemongrass, Marjoram, Peppermint, Spearmint, Tangerine.

Para adultos: Cualquier aceite arriba, directamente en el área del estómago. Cualquier Vitality Oils debajo de la lengua y mucha agua.

Para niños: Cualquier aceite anterior, diluido 50/50 directamente en el estómago o en la planta de los pies. Puede difundir cualquiera de estos en la habitación de un niño

<u>**Apoyo emocional y espiritual:**</u>

Solo : Bergamot , Lavender, Lemon, Orange, Pine, Sage, Cedarwood, Citronella, Fennel, Spearmint, Tangerine.

Para adultos: Una gota en la mano, inhala

profundamente y exhala cualquiera de estos aceites. (el conjunto respira y cuenta hasta 10 concepto)

Para niños: Cualquier aceite anterior, diluido 50/50, en la parte inferior de los pies o en la parte posterior / área. Puede difundir cualquiera de estos en la habitación de un niño.

Fortificar y mantener los sistemas del cuerpo:

Solo : Black Pepper, Dill, Grapefruit, Lemon , Peppermint , Nutmeg , Rosemary.

Para adultos: Todos los aceites anteriores se pueden encontrar como un aceite de vitalidad y se toman internamente en agua, miel o cápsulas vegetales.

Para niños: Cualquier aceite arriba, diluido 50/50, en la planta de los pies. Puede difundir cualquiera de estos en la habitación de un niño.

Apoyo del sistema inmune:

Solo : Basil, Clove, Cypress, Eucalyptus Blue, Eucalyptus Globulus, Eucalyptus Radiata, Lemon, Lemongrass, Oregano, Rosemary, Sage, Thyme

Para adultos: Una gota en la mano, inhala profundamente y exhala cualquiera de estos aceites. Una botella de rodillo con la misma cantidad de cada aceite, orégano, clavo de olor, albahaca, tomillo, salvia y limón, puede completar con un aceite transportador y rodar sobre los pies todos los días.

Para niños: Cualquier aceite arriba, diluido 50/50, en la base de los pies. El orégano es un aceite caliente que no se usa en ningún lugar de un niño, además del fondo de los pies y se diluye 20/80, (10/90). Difunde los aceites en la habitación del niño. Difunde a la hora del baño junto con un baño o ducha al vapor.

<u>Memoria, falta de claridad, niebla cerebral:</u>

Solo : Black Pepper, Lavender, Peppermint, Rosemary, Lemon, Orange.

Para adultos: Una gota en la mano, inhala profundamente y exhala cualquiera de estos aceites. Algo así como un concepto de meditación. Inhala y exhala Limpia tu mente y concéntrate en tu misión.

Para niños: Cualquier aceite arriba, diluido 50/50, en la base de los pies. Puede difundir cualquiera de estos en la habitación de un niño o en el área de trabajo de la escuela.

<u>Alivio de la migraña y apoyo cerebral:</u>

Solo : Basil, Clove, Eucalyptus Globulus, Eucalyptus Blue, Lavender, Marjoram, Peppermint, Rosemary, Spearmint, Wintergreen.

Para adultos: Una gota en la mano, inhala profundamente y exhala cualquiera de estos aceites. Ponga una gota de menta y una gota de clavo de olor en la palma, sumerja el pulgar en el aceite y colóquelo en el paladar. Esto abre las suturas craneales y estimula la glándula pineal y envía las moléculas beneficiosas de los aceites directamente al flujo de sangre en tu cerebro.

Para niños: Cualquier aceite arriba, diluido 50/50, en la base de los pies o en el área de la espalda / cuello. Puede difundir cualquiera de estos en la habitación de un niño.

Cuidado bucal:

Solo : Clove, Wintergreen, Peppermint, Lemon, Oregano, Thyme.

Para adultos: Haga gárgaras o cepille los dientes con cualquiera de estos aceites con peróxido y bicarbonato de sodio. Para alivio directo, coloque Clove diluido con aceite de coco en el sitio.

Para niños: 2 años + Una gota de Clove en una taza pequeña de peróxido y gárgaras. O frote una mezcla diluida 50/50 o aceite de coco Clove and Lemon directamente sobre las encías para un alivio directo.

Soporte de Metabolismo:

Nota: lo que comemos y lo que ponemos en nuestros cuerpos y lo que estamos inhalando todos los días juega una gran parte de nuestra salud. Los transgénicos, los pesticidas, los detergentes, las sábanas, los productos de limpieza, las lociones, los champús, los acondicionadores, los perfumes etc. pueden tener sustancias químicas que alteran las hormonas que pueden atribuirse a problemas de tiroides y problemas metabólicos que nos mantienen sobrepeso y fatigados. Hay muchas opciones para cambiar las toxinas por una muy buena calidad y buenas alternativas de olor.

Solo : Black Pepper, Fennel, Ginger, Grapefruit , Lemon, Lime, Nutmeg, Spearmint.

Para adultos: puedes encontrar Clear Vegetable Capsules en línea o en tiendas naturistas. Tomo un suplemento con una gota de grapefruit, ginger y black pepper y luego lleno de coco o aceite de almendras.

Para niños: Cualquier aceite arriba, diluido 50/50, en la planta de los pies. Puede difundir cualquiera de estos en la habitación de un niño.

Soporte Respiratorio y Garganta / Seno:

Solo : Basil, Citronella, Eucalyptus Globulus, Peppermint, Eucalyptus Radiata, Eucalyptus Blue, Goldenrod, Cedarwood, Cypress, Lemongrass, Pine. (Precaución: Tenga cuidado con los aceites esenciales de pino mezclados con trementina, un relleno de bajo costo, pero potencialmente peligroso y fatal.

Para adultos: Una gota en la mano, inhala profundamente y exhala cualquiera de estos aceites. Una botella de rodillo con la misma cantidad de cada aceite, orégano, clove, Basil, thyme, sage y lemon, puede completar con un aceite transportador, y rodar sobre los pies todos los días. 50/50 orégano y aceite de portador en cápsula. Una receta de Eucalyptus

Vapor Rub se puede encontrar en línea.

Para niños: Cualquier aceite arriba, diluido 50/50, en la planta de los pies. Puede difundir cualquiera de estos en la habitación de un niño. Diluya fuertemente cualquier combinación de estos en un aceite portador y frote en el pecho o la espalda para un masaje con vapor.

Cambios estacionales: ayuda inmune:

Solo : Fennel, Eucalyptus Blue, Lavender, Lemon Peppermint.

Para adultos: Una gota en la mano, inhala profundamente y exhala cualquiera de estos Aceites. Cualquier aceite de vitalidad, mencionado anteriormente, debajo de la lengua o en una cápsula vegetal. Lavender, Lemon, Peppermint es un buen combo para mezclar y tomar internamente.

Para niños: Cualquier aceite arriba, diluido 50/50, en la base de los pies. Puede difundir cualquiera de estos en la habitación de un niño. Haga limonada real con miel (local) para obtener dulzura, agregue una gota de Lavanda, Limón, Menta. Almacenar en un recipiente de vidrio con un sello hermético. Beba durante el día. Perfecto para salidas "en camino" al parque, zoológico, ETC.

<u>**Cuidado de la piel: belleza**</u>

Nota: Después de aplicar los aceites esenciales en la piel, use una crema para la piel natural para calmar el efecto de secado natural de algunos aceites. Como mujer que envejece, no me importa gastar un poco más de dinero en belleza y salud.

Solo : Black Pepper, Lavender, Thyme (Las siguientes son fotosensitivas y deben usarse por la noche. Cuando se usan durante el día, evite la luz solar durante 30 minutos).

Tangerine, Orange, Lemon (también ayuda a suavizar las imperfecciones), Lime, Grapefruit.

<u>**Piel: Cuidado de moretones:**</u>

Solo: Clove, Lemongrass, Wintergreen, Peppermint

Para todos: Aplicar en el sitio. El clavo de olor, la gaulteria y la menta a veces están calientes en la piel sensible, por lo que se recomienda diluirlos.

<u>**Piel: cuidado de abscesos, forúnculos, espinillas:**</u>

Solo : Lavender, Oregano, Clove, Rosemary, Thyme.

Para adultos: Lavender (es lo suficientemente buena para las imperfecciones del día a día), Orégano y clove (diluido 20/80) para un cuidado más intenso.

Para niños: Lavanda, orégano es un aceite caliente, el uso en diluir 20/80 (o 10/90) Aplicar en el sitio. Use un palillo de dientes para mantener el orégano directamente en el sitio y fuera de la piel.

Piel: cuidado de ampollas:

Solo : Lavender

Para adultos y para niños: Lavender es mi opción para todo el cuidado tópico de la piel en niños.

Piel: Cuidado de las picaduras de insectos:

Nota: Los aceites esenciales pueden brindar comodidad a la picadura de un insecto, sin embargo, tome las mordeduras en serio y descubra qué tipo de mordedura es. Busque atención médica de inmediato si sospecha que es venenoso y / o fatal.

Solo : Basil, Lavender, Citronella, Eucalyptus Globulus, Grapefruit, Lime, Peppermint, Rosemary, Clove, Thyme

Para adultos y niños: aplique cualquiera de estos aceites tópicamente en el sitio, diluya para los niños. Crea una mezcla de 15ml de botella giratoria de 10 gotas de clove y 10 gotas de grapefruit y completa con aceite de coco para obtener una mezcla "sobre la marcha".

Piel: Cuidado de pequeñas heridas abiertas, quemaduras

Solo : Lavender

Para adultos y para niños: Lavender (tópicamente en el área, para niños, diluya con aceite de coco para aún más cuidado y apoyo)

P.S Todos sabemos que nuestros hijos tienen emociones que vienen con golpes y hematomas. ¡Confortalos con tu amor junto con aceites esenciales para apoyo emocional!

Alivio de estrés e hiperactividad:

Solo : Cedarwood, Dill, Fennel, Lavender, Lemon, Lime, Orange, Rosemary.

Para adultos: Una gota en la mano, inhala profundamente y exhala cualquiera de estos aceites. Frote en la parte posterior del cuello o el área de la sien. Algo así como un concepto de meditación. Inhala y exhala Limpia tu mente y concéntrate en tu misión.

Para niños: Cualquier aceite arriba, diluido 50/50, en la parte inferior de los pies, en la parte posterior del cuello o el área de la sien. Puede difundir cualquiera de estos en la habitación de un niño.

Soporte urinario / vejiga:

Solo: Cedarwood, Dill, Fennel, Lavender, Lemon, Lime, Orange, Rosemary.

Para Adultos: Cualquiera de los Aceites se puede

encontrar como vitalidad y se puede poner en forma de Cápsula, recuerde que solo necesita una o dos gotas y siempre use más aceite transportador que el Aceite Esencial. También puede agregar cualquiera a la miel o en un vaso (no plástico) de agua e ingerir de esa manera.

Para niños: Haz limonada real y agrega limón y miel para que beban. Ponga una gota de limón, limoncillo o pomelo en una cucharadita de miel y pídales que lo ingieran. Beber mucha agua.

Programas de recompensa

Los programas de envío automático tienen muchas recompensas. Primero, me ahorra un viaje a varias tiendas, que siempre fue tan estresante con los niños. Además, ha sido un puente para intercambiar productos tóxicos de limpieza e higiene, vitaminas y ahora incluso mi maquillaje para una opción natural no tóxica. Así que déjame contarte sobre eso. Puede personalizar su pedido mensual y ahorrar dinero. Elija sus productos y cuando su pedido procese. Cambia tu pedido o cancela en cualquier momento. Reciba tarifas de envío reducidas y envíos prioritarios de sus productos favoritos. Obtenga acceso a promociones mensuales exclusivas. Precios con descuento en kits de productos exclusivos. Los puntos de recompensa con cada orden funcionan como dinero en efectivo para usar en futuros pedidos. Mientras más tiempo tenga en el plan de envío automático, más obtendrá, algo así, 1-3 meses: 10 por ciento, 4-24 meses: 20 por ciento y más de 25 meses: el 25 por ciento de cada pedido regresa en puntos. También tienes acceso a bonos exclusivos. En este caso, la lealtad paga.

Vamos a hablar sobre cómo vivir de las recompensas. Ordeno nuestras vitaminas todos los meses en el envío automático. Agrego mis suministros de higiene y maquillaje para el envío automático cuando se están agotando. Solo uso el pedido rápido en una emergencia. En el momento en que me estoy quedando sin aceites, habría acumulado suficientes puntos en efectivo para comprar los aceites que necesito. Obtener mis aceites gratis transfiriendo mis gastos a una empresa confiable no tiene precio. Este es un jackpot triple. ¡Obten vitaminas de calidad para mi familia! Me envían mis productos directamente a mi puerta y la compañía me devuelve los puntos de recompensa, luego compro mis aceites gratis.

¡Espere! Hay más. Como gasto más de $ 190 al mes (que habría gastado en otro lugar) me mandan artículos promocionales gratuitos que mantienen creciendo mi colección de productos de aceites esenciales con nuevos productos.

Si está listo para ahorrar tiempo y dinero con el programa de envío automático, hable con la persona que lo inscribió o póngase en contacto con el servicio de atención al cliente, ellos estarán encantados de ayudarlo.

EUCALYPTUS BLUE $15.50

GOLDENROD $15.75

BASIL $10.75

BERGAMOT $13.50

BLACK PEPPER $19.25

CELERY SEED $11.75

DILL $16.25

CLOVE $7.50

FENNEL $9.00

GINGER $13.50

JADE LEMON $11.00

LAVENDER $12.00

MARJORAM $14.75

NUTMEG $13.25

ORANGE $6.00

OREGANO $12.00

PEPPERMINT $10.25

ROSEMARY $7.75

SAGE $12.75

SPEARMINT $11.00

TANGERINE $7.75

THYME $14.50

<u>**Singles de aceites esenciales 15 ml**</u>

CEDARWOOD $11.50

CITRONELLA $20.00

CLOVE $15.75

CYPRESS $19.75

EUCALYPTUS RADIATA $19.00

EUCALYPTUS GLOBULUS $14.75

FENNEL $17.75

GRAPEFRUIT $17.25

LEMON $11.50

LEMONGRASS $11.50

LIME $12.50

ORANGE $11.00

PINE $15.50

ROSEMARY $16.00

TANGERINE $16.50

WINTERGREEN $18.25

www.ingramcontent.com/pod-product-compliance
Lightning Source LLC
Chambersburg PA
CBHW071559270726
48657CB00026B/1097